AF309622

DE

L'EMPLOI DE LA MÉTHODE DE BRAND

ET DU BAIN TIÈDE

DANS LE

TRAITEMENT DE LA FIÈVRE TYPHOÏDE

PAR

LE Dr P. LAURE,

MÉDECIN DES HOPITAUX DE LYON

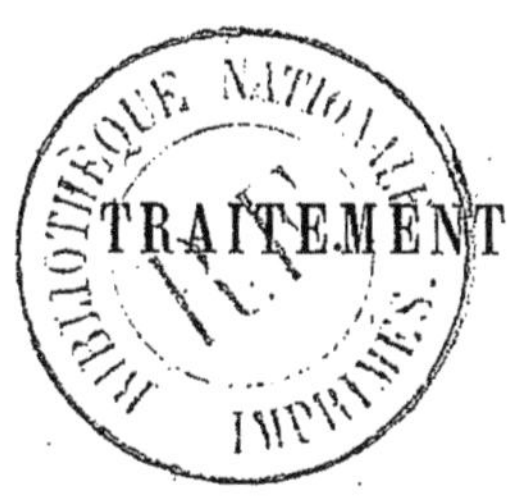

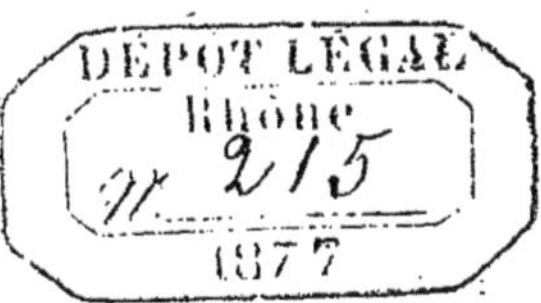

« Et entre plusieurs opinions également reçues,
« je ne choisissais que les plus modérées, tant à
« cause que ce sont les plus commodes pour la
« pratique et vraisemblablement les meilleures,
« tout excès ayant coutume d'être mauvais ; com-
« me aussi, afin de me détourner moins du vrai
« chemin en cas que je faillisse ; que si, ayant
« choisi l'un des extrêmes, c'eût été l'autre qu'il
« eût fallu suivre. »

(DESCARTES, discours *De la méthode*, IIe partie).

LYON

IMPRIMERIE TYPOGRAPHIQUE BELLON

33, RUE DE LYON, 33

—

1877

INTRODUCTION

La fièvre typhoïde nous a fourni à différentes reprises l'occasion d'expérimenter la méthode de Brand, et le traitement par les bains tièdes. Au moment où cette intéressante question est encore pendante devant les Sociétés de médecine de Paris et de la Province, nous avons eu la pensée de réunir nos différentes publications sur ce sujet en un seul fascicule, désireux de fournir à la discussion notre part d'observations et de faits, que pourront utiliser ceux qui cherchent encore à se faire une opinion sur la valeur du traitement hydrothérapique dans la fièvre typhoïde. En 1873, alors que M. Glénard importait à Lyon la méthode de Brand, nous avons eu connaissance des thèses de MM. Samuel et Barthé (1) sur l'emploi des bains tièdes que nous avions entendu préconiser à Strasbourg par le professeur Schützenberger.

---

(1) **Thèses** de Montpellier, 1871.

Entre les deux méthodes, nous avons d'abord choisi la moins dangereuse, la plus rationnelle, et nos malades ont été mis au bain tiède.

L'année suivante (1874) enhardis par les affirmations de plusieurs de nos collègues des hôpitaux, et, en face d'une véritable épidémie, nous avons appliqué la méthode de Brand dans toute sa rigueur.

Il ne sera peut-être pas sans intérêt de comparer les résultats de ces deux moyens thérapeutiques ; loin de nous pourtant la prétention d'apporter ici des chiffres suffisants pour nous permettre de porter sur la valeur de ces deux méthodes un jugement définitif.

NOTE

SUR L'EMPLOI DU BAIN TIÈDE

A L'HOPITAL DE LA CROIX-ROUSSE

Pendant l'Année 1873

C'est à l'hôpital de Strasbourg, en 1867, que nous avons vu pour la première fois appliquer le bain tiède et les affusions froides au traitement de la fièvre typhoïde.

Après avoir expérimenté à sa clinique les diverses méthodes allemandes, le professeur Schützenberger paraissait alors s'arrêter de préférence au bain tiède graduellement refroidi, réservant les affusions froides pour les accidents cérébraux graves et les températures extrêmes.

« Brand, dit M. Barthé (1), assied le malade dans un bain « à 20° et lui fait des affusions froides sur le haut du corps ; « c'est une méthode insupportable. »

---

(1) Barthé, ancien élève de l'Ecole de santé de Strasbourg. — Thèse de Montpellier, 1871, p. 13. On pourra également consulter avec fruit la thèse de M. le docteur Samuel, élève du professeur Schützenberger, et ancien interne de l'hôpital de Strasbourg (*De l'emploi de la médication réfrigérante dans le traitement de la fièvre typhoïde*, Montpellier, 1871).

La méthode de Ziemssen est « la plus rationnelle et en
« même temps la plus humaine. Il plonge le malade dans un
« bain de 34°, 35°, puis il fait couler du côté des pieds du
« malade de l'eau froide, de manière à abaisser insensiblement
« la température du bain jusqu'à 16°. Le malade est sorti du
« bain dès qu'il est pris de frisson, d'ordinaire au bout d'une
« demi-heure.

« A la clinique de Strasbourg, M. de Schützenberger se
« servait de bains à 28° ou 30°, et laissait l'eau se refroidir
« spontanément. La durée du bain variait entre un quart
« d'heure et une heure. A la sortie du bain, le malade était
« soigneusement enveloppé dans un drap chaud et prompte-
« ment transporté dans son lit en évitant tout courant d'air. »

Tout à fait au début de notre exercice dans les hôpitaux, en
1869, nous avons employé le bain tiède à deux reprises différentes : la première fois, dans le but de faciliter l'éruption d'une
scarlatine grave et fruste dont la température dépassait 41° ; le
second malade soumis au bain tiède était atteint d'une variole
également très-grave, à peine caractérisée par trois ou quatre
pustules, et compliquée, comme la scarlatine, d'accidents
hémorrhagiques.

Le triste résultat de la médication répondit si peu à notre
attente, que nous avons hésité à l'appliquer de nouveau, même
dans les cas de fièvre typhoïde.

Depuis lors, la douloureuse expérience de 1870-71 a singulièrement modifié notre opinion à cet égard. Il est, en effet,
hors de doute que le traitement hydrothérapique de la fièvre
typhoïde, généralement adopté par les médecins prussiens, leur
a fourni une statistique des plus heureuses, comparée à la
mortalité véritablement désespérante que nous avons eue à
enregistrer.

En présence d'une petite épidémie de fièvre typhoïde qui a
sévi à l'hôpital de la Croix-Rousse l'automne dernier, nous
avons soumis tous nos malades, sans exception, au traitement
par les *bains tièdes*, à l'exclusion de toute autre médication.

En même temps que nous, notre collègue et ami M. le docteur Faivre, expérimentait le traitement par *les bains froids* sur le malade d'une salle voisine.

Un interne distingué de nos hôpitaux, M. Glénard, alors attaché au service de M. Faivre, a fait récemment connaître le résultat de ses observations ; c'est ce qui nous encourage aujourd'hui à publier les nôtres, la comparaison des deux méthodes pouvant offrir quelque intérêt à ceux de nos lecteurs qui, peu enthousiastes de leur nature, cherchent encore à se faire une opinion.

STATISTIQUE

Notre statistique, personnelle, il est vrai, se borne à dix observations, chiffre beaucoup trop insuffisant pour nous permettre de porter aujourd'hui sur la méthode un jugement définitif.

Parmi ces dix cas se trouve d'abord une série de quatre fièvres typhoïdes dont la durée moyenne a été de quarante jours au moins, mais que nous ne considérons pas comme très-graves.

La première a été observée sur un frère, les autres sur trois sœurs de notre hôpital.

Quant à la série suivante, elle se compose de fièvres typhoïdes très-graves, affectant pour la plupart le type ataxo-adynamique. Sur ces dix malades, une seule a succombé, bien que le traitement ait été institué dès le neuvième jour de la maladie (1).

---

(1) Sur les 44 observations publiées par Brand dans son premier volume, daté de 1861, on trouve six morts. Le traitement a été commencé une fois au vingt-deuxième jour de la maladie, deux fois au dix-huitième, dans les cas qui suivent, au dix-septième, au quatorzième et au neuvième jour. Ce

A cette statistique personnelle très-insuffisante, nous joindrons celles plus importantes de M. Barthé : 1 *décès sur 6 malades* traités par les bains tièdes, et de M. Samuel : 10 *succès sur 10 malades*, soit 1 décès sur 16.

En ajoutant ces résultats aux nôtres, nous obtenons : 2 *morts sur* 26, soit une mortalité moyenne de 7,69 0/0.

La plus sérieuse objection qu'on ait faite au bain tiède est celle-ci : « Lorsque vous mettez un fébricitant au bain, » m'a-t-on dit, « c'est uniquement pour le refroidir. Or, ce résultat « sera d'autant plus vite obtenu que l'eau du bain sera plus « froide. »

Si le problème était aussi simple, la méthode de Brand, désormais anodine, n'aurait dès lors plus de raison d'être, car il serait bien plus logique de faire séjourner le malade quelques minutes dans un mélange réfrigérant.

Telle serait la conséquence rigoureuse du raisonnement qu'on nous a opposé ; n'en fait-elle pas justice ? Il nous répugne, en effet, de considérer le malade comme un poids donné de matière inerte douée d'une certaine quantité de chaleur.

Notre principal but est bien, il est vrai, d'abaisser la température du fébricitant, mais cela dans de certaines limites que nous imposent le danger à courir d'abord et, secondairement, le bien-être du malade, quand il n'est pas incompatible avec son salut.

De plus, il ne s'agit pas uniquement de soustraire à l'organisme un certain nombre de calories, mais surtout d'atteindre

---

retard apporté au traitement autorise-t-il l'auteur à distraire de sa statistique cette malencontreuse série de six morts ? C'est ce qu'il est difficile d'apprécier. Pour ce qui nous concerne, il nous a paru plus sage de faire entrer en ligne de compte cet insuccès, bien que chez notre malade les bains aient été administrés comme dans l'observation IV de Brand, dès le neuvième jour de la maladie. (Voir *Die hydrotherapie des typhus*, von Ernst Brand, Stettin, 1861.)

cette chaleur dans les sources mêmes, si variées et malheureusement si hypothétiques de sa production.

En présence d'une indication ainsi formulée, il est permis d'hésiter, car le choix des moyens à employer n'est pas aussi facile qu'on serait tout d'abord porté à le croire.

Il n'est pas non plus exact de dire que, lorsqu'on met un malade au bain, c'est uniquement pour le refroidir, l'élévation de la température constituant le seul danger.

L'action du bain ne se borne pas, ainsi que nous le verrons tout à l'heure, à un simple abaissement de la température, et en outre l'exagération de la chaleur n'est malheureusement pas le seul péril que nous ayons à redouter dans la fièvre typhoïde.

Plusieurs fois, pendant l'épidémie de 1870-71, nous avons vu la mort ne pas coïncider avec les températures extrêmes, et, tout récemment, M. le docteur Vaslin, professeur au Val-de-Grâce, vient de publier des observations de fièvres typhoïdes dont la température n'a jamais dépassé 38°. M. Vaslin a pourtant constaté, à l'autopsie, non-seulement les lésions intestinales caractéristiques, mais encore les lésions microscopiques du tissu musculaire qu'on attribuait jusqu'alors à la seule influence d'une température excessive.

MODE D'EMPLOI

Au lieu d'employer un bain toutes les trois heures, jusqu'à ce que la température ne dépasse pas 38,5, nous nous sommes bornés à deux, rarement trois bains par jour. La température initiale du bain étant de 30°, nous l'abaissions graduellement jusqu'à 25°. La durée de l'immersion variait d'un quart d'heure à vingt minutes.

La sœur hospitalière chargée de ce service invitait les malades à exécuter quelques mouvements dans leurs baignoires d'une façon continue, ce qui nous a paru retarder de quelques instants l'apparition du frisson. Au début, quand le malade était en quelque sorte une masse inerte, incapable de se mouvoir, on y suppléait par un massage prolongé, pratiqué alternativement sur le dos et la partie antérieure du thorax.

Au sortir de l'eau, le malade était séché avec soin, enveloppé dans une couverture de laine et reporté dans son lit ; après quoi on lui faisait avaler une tasse de bouillon et quelques cuillerées de vin de Bordeaux,

Une ou deux verrées d'eau de sedlitz, exceptionnellement administrées dans le courant de la maladie, un lavement tiède d'infusion de camomille tous les deux jours, des cataplasmes de farine de lin maintenus à demeure sur l'abdomen, un mélange d'eau gazeuse et de sirop de groseille ou d'eau panée vineuse, trois ou quatre tasses de bouillon par jour, tel a été le complément du traitement hydrothérapique chez tous les malades confiés à nos soins.

ACTION DU BAIN TIÈDE

A peine entrés au bain, les malades éprouvent pour la plupart un sentiment de bien-être, surtout accusé chez ceux d'entre eux dont le sensorium n'est pas complétement aboli.

Au bout de quinze minutes environ, le frisson commence d'autant plus vite que le malade est incapable d'exécuter quelques mouvements dans sa baignoire. Le quatrième ou cinquième jour, la médication est acceptée avec beaucoup moins d'empressement par les malades, suivant leur plus ou moins de sensibilité au froid ; les uns demandaient eux-mêmes leurs bains ; d'autres, au contraire, réclamaient très-énergiquement contre ce genre de médication.

L'abaissement de la température sous l'influence du bain tiède est un fait hors de doute. J'avais soin de la noter exactement avant le bain et une demi-heure après. Il m'est arrivé plusieurs fois de faire une seconde observation une heure après le bain ; je constatai alors que l'abaissement se maintenait encore quelquefois à un degré au-dessous de la température initiale.

La quantité de chaleur soustraite peut s'évaluer en moyenne à un degré, mais ce chiffre n'est pas constant ; nous l'avons trouvé quelquefois de sept ou huit dixièmes seulement, et, par contre. la défervescence obtenue sous l'influence du bain tiède a été telle dans quelques cas, que nous avons vu la température s'abaisser rapidement à 38° et même à 37°.

Ces diverses observations ont été faites par notre interne M. Duchamp, licencié ès-sciences, que nous ne saurions assez remercier de son précieux concours.

Les températures ont été prises dans le creux de l'aisselle, nos observations ayant porté la plupart du temps sur des jeunes filles, à qui il est fort délicat de faire accepter la thermométrie rectale.

On m'a dit, à ce propos, que la thermométrie axillaire nous avait probablement induit en erreur, attendu que la surface cutanée, douée d'un pouvoir conducteur très-faible, doi^t conserver après le bain un degré de refroidissement qui n'est nullement en rapport avec la température centrale.

Dès mes premiers essais, je me suis assuré qu'il était possible d'éviter une semblable cause d'erreur ; on en trouvera, je pense, une preuve suffisante dans le passage suivant, emprunté à la thèse de M. Samuel : « Nous nous disions que le thermomètre « placé dans l'aisselle d'un malade qui vient de sortir d'un bain « ne devait nous donner que de fausses indications ; que nous « pouvions trouver, par exemple, à la surface du corps un « abaissement notable de température pouvant provenir de « l'évaporation des molécules d'eau, sans que pour cela la « chaleur centrale fût sensiblement modifiée. Aussi avons-nous « fait immédiatement des essais comparatifs ; sur un certain « nombre de malades, nous avons pris simultanément la « température dans l'aisselle et dans le rectum, et nous avons « pu nous assurer ainsi que si l'objection était fondée

« pendant les premiers moments qui suivent la sortie du bain,
« elle ne l'était plus au bout d'un temps très-court, générale-
« ment une demi-heure ; alors le thermomètre placé dans le
« rectum marquait un abaissement de température propor-
« tionnel à celui que nous constations dans l'aisselle. »

L'état de la peau chez les typhiques subit, à peu de chose
près, les variations de la température ; quelque temps après le
bain, nous la trouvions moins mordicante, quelquefois hali-
tueuse.

Les troubles nerveux de la fièvre typhoïde et les diverses
formes de délire nous ont paru très-heureusement influencés
par le bain tiède, et cela en quelque sorte d'une façon instan-
tanée, jusqu'au sensorium des adynamiques, qui se réveillait
pour disparaître de nouveau dès que la température reprenait
son degré initial. La nuit était en général meilleure après le
bain, qui semblait calmer l'agitation et ramener le sommeil.

Sous la même influence, le pouls se relevait et perdait
manifestement au sphygmographe son caractère dicrote.

Les urines, rares et épaisses au début, devenaient plus
claires, plus abondantes dès les premières immersions ; ce sont
les sœurs du service qui, les premières, ont attiré notre
attention sur ce point.

La langue nous a paru perdre assez rapidement de sa sécheresse ; cependant, chez une de nos malades, la seule qui a
succombé, la glossite n'a jamais cédé un seul instant.

Nous n'avons rien observé de bien positif à l'endroit des
organes respiratoires ; nous reviendrons, du reste, sur ce sujet
à propos des contre-indications. Nous avons également noté la
faim signalée par Brand, mais d'une façon moins évidente et
plutôt à la période de déclin. Il ne faut pas oublier qu'en dehors
du traitement par les bains froids le typhique devient insatiable
dès que la convalescence tend à s'établir. Nos récentes observations portent sur un trop petit nombre de cas pour que nous
puissions signaler l'influence des bains sur le gonflement de la
rate. Brand nous paraît un peu plus affirmatif sur ce point.

Dans l'épidémie de 1870-71, toujours préoccupé de ce symptôme, nous l'avons cherché sur un très-grand nombre de malades et constaté seulement quelquefois d'une façon suffisamment nette.

L'exploration de la rate en pareille circonstance est aussi dangereuse que difficile, l'observateur ne connaissant jamais d'une façon certaine la période exacte où en est l'éruption intestinale.

Pas une de nos malades n'a présenté d'eschare au sacrum ; mais il est difficile de faire la part du traitement, étant donnée l'absence de cette complication, qui peut être simplement la caractéristique d'une épidémie relativement bénigne.

Quant à la diarrhée des fièvres typhoïdes, je dois avouer, d'accord sur ce point avec M. Faivre, que tout au moins le traitement hydrothérapique ne m'a pas paru exercer sur ce symptôme une influence favorable.

M. Faivre semble disposé à incriminer exclusivement les écarts de régime ; sans rejeter absolument cette explication, je me bornerai à constater que, plusieurs fois, et en particulier chez des femmes, en dehors de la fièvre typhoïde bien entendu, et dans un état de santé relativement satisfaisant, j'ai été obligé de renoncer à l'hydrothérapie, chaque nouvelle tentative ramenant une diarrhée séreuse qui aurait fini par épuiser les forces de la malade.

D'une manière générale, bien que l'influence du bain tiède ne soit malheureusement que temporaire, on est frappé néanmoins de la rapidité avec laquelle son action se fait sentir. Il faut avouer cependant en toute sincérité qu'elle est beaucoup plus appréciable les premiers jours du traitement que plus tard ; aussi ne serions-nous pas éloigné de renoncer à ce moyen dans le cas où, après l'avoir employé dès le début de la maladie, l'amélioration n'est pas des plus évidentes au commencement du troisième septenaire.

CONTRE-INDICATIONS

La péritonite, la perforation et l'hémorrhagie intestinales sont des contre-indications qui s'imposent d'elles-mêmes, mais nous n'hésiterions pas à les combattre au moyen de la glace et des applications froides locales. Quant aux complications thoraciques, envisagées au point de vue des contre-indications, elles peuvent se diviser en trois catégories : 1° celles qui sont en quelque sorte la règle dans la fièvre typhoïde, telles que la bronchite généralisée, l'hypérémie passive de la base des des poumons ; 2° celles qui accompagnent plus rarement la dothiénentérie comme, par exemple, la pneumonie vraie et la pleurésie ; 3° enfin les affections chroniques du cœur ou du poumon préexistant à la fièvre typhoïde.

Schützenberger affirme que les premières, loin d'être aggravées par le bain tiède, ont au contraire leur part de l'heureuse influence exercée par cette médication sur l'économie tout entière.

J'ai pu vérifier cette assertion d'un façon très-évidente sur la malade qui fait le sujet de ma dernière observation. Chez elle la bronchite avait pris un développement tout à fait exceptionnel, si bien que mon collègue M. Soulier, qui eut l'obligeance de me remplacer pendant vingt-quatre heures sur ces entrefaites, crut devoir suspendre le traitement en présence de l'oppression considérable et des signes inquiétants fournis par l'auscultation. Confiant dans l'expérience de Schützenberger, je fis reprendre les bains dès le lendemain, et la congestion pulmonaire s'amenda très-rapidement, en même temps que les autres symptômes.

A l'endroit de la pneumonie vraie et de la pleurésie, Brand lui-même est plus réservé cependant. Sans vouloir *aucunement* m'autoriser de ce fait dans ma pratique, je pourrais citer un cas de pneumonie aiguë traitée par le bain froid et suivie de guérison.

Brand parle, dans son ouvrage, d'une jeune fille atteinte de tubercules avec excavations pulmonaires, chez qui la fièvre céda au traitement hydrothérapique.

Tout récemment, dans les *Archives de médecine* du mois de novembre dernier, M. Souplet vient de publier des observations analogues ; nous avons également administré quelques bains tièdes à une phthisique dont les sueurs profuses ont été momentanément enrayées par ce mode de traitement.

Il nous paraît donc très-naturel de ne pas considérer une bronchite antérieure comme une contre-indication, bien plus, ainsi que le conseille Brand, nous essaierions de l'hydrothérapie, alors même que le diagnostic serait douteux entre une granulie aiguë et une fièvre typhoïde.

Il serait, je crois, prudent de s'abstenir en présence d'un emphysème très-prononcé. Mon ami et collègue M. le docteur Français, pourtant très-partisan de la méthode de Brand, nous a dit récemment devant la Société des sciences médicales, que chez un infirmier très-emphysémateux, atteint de dothiénentérie, il a dû renoncer au bain froid, et même au bain tiède, chaque nouvelle tentative provoquant chez le malade des accès de suffocation insupportables.

Nous croyons qu'il faut considérer les affections cardiaques comme une contre-indication absolue du traitement hydrothérapique.

Par contre, nous ne nous sommes jamais préoccupés de la menstruation ou des épistaxis utérines, tant qu'elles ne constituaient pas de véritables hémorrhagies.

Il est difficile de fixer une limite précise à la durée du traitement, toutes les dothiénentéries n'évoluant pas de la même façon, soit spontanément, soit sous l'influence pernicieuse d'écart de régime.

Il nous est arrivé, par exemple, de suspendre et de reprendre alternativement trois ou quatre fois le traitement par les bains tièdes dans le cours d'une fièvre typhoïde à rechutes. Nous pensons avec Schützenberger qu'il importe de commencer le traitement dès le premier septenaire, ce qui, soit dit en passant, n'est pas toujours possible, mais nous ne croyons pas devoir continuer les bains, ainsi que le fait Brand, aussi longtemps que la température ne dépasse pas 38°.

Nous avons déjà dit plus haut que nous ne serions pas éloigné de renoncer à l'eau tiède, dans le cas où, après avoir commencé le traitement dès le premier jour de la maladie, l'amélioration n'est pas des plus évidentes au commencement du troisième septenaire.

A plus forte raison suspendrons-nous la médication à une période plus avancée, dans le cas particulier où *les symptômes généraux graves persistent alors que la température s'est abaissée à 39° ou au-dessous.*

Nous avons observé plusieurs fois cette forme d'ataxie dont le pronostic nous paraît des plus fâcheux ; c'est, en effet, dans ces circonstances que nous avons vu survenir des syncopes, des spasmes cloniques ou toniques, des contractures, en un mot, des symptômes nerveux le plus souvent précurseurs d'une mort prochaine.

Etant données les conditions spéciales que nous venons de signaler, il est prudent d'éviter des mouvements pénibles, réitérés, et à plus forte raison, le choc de l'eau froide, bien propre à déterminer par action réflexe (1) les accidents redoutables dont le malade est menacé.

CONCLUSIONS

Les nombreux travaux de Curie, de Brand, de Ziemssen, de Biermer, de Samuel , de Barthé, etc., nous paraissent avoir suffisamment démontré, dans une certaine mesure, l'innocuité de l'hydrothérapie appliquée au traitement de la fièvre typhoïde.

---

(1) Voir la thèse de Dieulafoy *sur la mort subite dans la fièvre typhoïde.*

Entre les différents procédés mis en usage, nous avons choisi de préférence le bain tiède, de 30° à 25° ; cette méthode, moins dangereuse, beaucoup plus humaine que le bain froid est tout aussi efficace, étant généralement mieux supportée par le malade (1).

L'expérience nous a, du reste, appris à cet égard qu'il suffit d'une différence de 7° ou 8° entre la température du bain et celle du fébricitant pour constater chez celui-ci, au thermomètre, une réfrigération moyenne de un degré, qui persiste encore une heure après l'immersion.

De plus, le bain tiède prolongé exerce sur le système nerveux une action sédative qui *lui est propre*, fait du reste bien connu dans la pratique ordinaire de l'hydrothérapie.

Le bain tiède est, comme nous l'avons vu tour à tour, antipyrétique, diurétique, excitateur du grand sympathique, modérateur du système nerveux cérébro-spinal ; c'est à ces divers titres que nous l'avons employé, mais loin de nous la singulière prétention de le considérer comme le spécifique de la fièvre typhoïde.

Il ne faut pas oublier que la fièvre typhoïde est une maladie cyclique dont aucune médication ne saurait enrayer la marche ; toutefois, il est vrai de dire qu'elle évolue avec plus de bénignité.

---

(1) « Les bains tièdes à 28° et 30° et pris pendant quinze à vingt minutes, « sont généralement bien supportés, et même redemandés par les malades, « tandis que les bains froids sont pris avec répugnance, *et ne sont pas abso-* « *lument sans dangers* ; c'est là ce qui m'a fait substituer les bains tièdes « aux bains froids.

« L'abaissement de température après chaque bain est d'ordinaire de 1°, « quelquefois de 2° .... Le traitement réfrigérant n'est nullement un « spécifique, mais il diminue l'intensité de la fièvre typhoïde, qui évolue « avec plus de bénignité. »

Ainsi s'exprime le professeur Schützenberger dans une lettre qu'il a eu l'obligeance de m'écrire tout récemment au sujet de ce travail, que je lui avais soumis en partie, avant de le livrer à l'impression.

sous l'influence de l'hydrothérapie et en particulier du bain tiède.

Aussi ne saurions-nous accepter en aucune façon que « toute « fièvre typhoïde traitée régulièrement, dès le début, par l'eau « froide ou l'eau tiède, sera exempte de complications et gué- « rira (1). »

La triste expérience de tous les jours et la statistique de Brand lui-même donnent un démenti formel à cet aphorisme. De pareilles affirmations ne sont malheureusement pas rares dans l'histoire des variations de la thérapeutique, et c'est se ménager bien des déceptions dans l'avenir que de les accepter sans contrôle.

---

(1) Brand, *loc. cit.*

NOTE

SUR L'ÉPIDÉMIE DE FIÈVRE TYPHOÏDE DE 1874

EMPLOI DE LA MÉTHODE DE BRAND

Par le Docteur LAURE

Médecin de l'Hôpital de la Croix-Rousse

(Communiqué à la Société des Sciences médicales)

———➤◆◄———

MORTALITÉ. — LÉSIONS CONSTATÉES A L'AUTOPSIE.

La question de la mortalité de la fièvre typhoïde est à l'ordre du jour, vous me permettrez de vous communiquer quelques notes à ce sujet. Je n'ai pas l'intention, bien entendu, d'entamer une discussion sur la méthode de Brand : ce sont simplement des autopsies et des chiffres que je désire soumettre à votre attention.

A présent que l'épidémie est un fait accompli, je crois que le moment est opportun pour juger sainement de sa gravité et apprécier d'une façon moins enthousiaste la méthode que nous avons tous, ou à peu près tous, employée.

On s'est, à mon avis, beaucoup trop hâté, dans le principe, de porter des jugements sans appel ; aussi, plusieurs malades passent pour guéris, qui ont succombé après avoir quitté l'Hôtel-Dieu ou la Croix-Rousse.

Pendant l'épidémie, au sein de la Société de médecine, j'ai entendu des statistiques tout au moins étonnantes ; « amis ou ennemis du progrès », partisans ou adversaires de la méthode, il n'est pas jusqu'aux médecins militaires dont les résultats n'aient excité mon admiration. Je ne parle pas, bien entendu, de l'intéressante communication de M. Chavanne, beaucoup moins étonnante au point de vue de la mortalité. Ses chiffres se rapprochent singulièrement des miens, et je dois avouer que les résultats que j'ai obtenus, bien que relativement satisfaisants, sont loin de confirmer les espérances de certains de mes confrères qui aujourd'hui, je l'espère du moins, ne m'accuseront plus d'opposition quand même.

On n'a qu'à jeter les yeux sur ce tableau :

Hôpital de la Croix-Rousse, salle Sainte-Clotilde.

Total des fièvres typhoïdes	36
Baignées............................	34 (23 graves, 11 bénignes).
Morts totales.......................	7
Morts avec bains froids	5
Fièvres synoques non comprises dans cette statistique.........................	7

J'ai donc eu à enregistrer 7 décès dans mon service d'hôpital ; sur ces sept malades qui ont succombé, deux seulement n'ont pu être traités par la méthode de Brand.

Le *premier cas* se rapporte à une femme de trente-cinq ans, morte trente-six heures après son entrée. Il était impossible d'obtenir d'elle le moindre renseignement. Nous avons seulement appris qu'elle était malade depuis un mois. Elle nous est arrivée dans un état d'algidité qui lui donnait l'aspect d'une cholérique. Sa température rectale était de 36°. Le ballonnement du ventre, la sensibilité à la pression, les taches rosées, la surdité, les fuliginosités de la langue, ont été les seuls éléments de diagnostic, qui a été du reste confirmé par l'autopsie. La lésion intestinale avait ceci de particulier, que les follicules isolés étaient seuls atteints, comme dans les observations de M. Cazalis et celles consignées dans l'excellent livre de Rœderer et Wagler. Ce n'est pas la première fois que nous observons des faits semblables, qui ont été très-communs dans l'épidémie de 1871.

La *deuxième* observation a trait à une jeune fille qui s'est présentée avec une dothiénentérie tout à fait au début, compliquée d'un rhumatisme aigu, localisé à l'articulation métacarpo-phalangienne de l'annulaire de la main gauche.

Nous avons hésité à employer le traitement de Brand, d'accord en cela avec M. Soulier, qui a bien voulu venir voir cette malade. Elle a succombé au quinzième jour.

L'autopsie nous a révélé de véritables lésions rhumatismales dans l'articulation atteinte : fausses membranes hématiques, distension de l'article, velouté du périchondre, etc. L'éruption intestinale était encore très-anomale, les glandes mésentériques considérablement engorgées, l'intestin très-injecté, surtout au niveau de la valvule iléo-cœcale ; les plaques de Peyer étaient saines ; quatre ou cinq follicules isolés étaient seuls violacés, tuméfiés, et vers le tiers moyen de la dernière portion de l'intestin grêle on apercevait par transparence un véritable épanchement sanguin sous-séreux, de la largeur d'une pièce de 1 fr., l'autopsie clandestine n'a pu être plus complète. Cette jeune fille avait présenté, y compris les taches rosées, tous les symptômes de la dothiénentérie de la façon la plus évidente.

Nous avons observé le *troisième décès* dans les circonstances suivantes : Il s'agissait d'une femme de 45 ans, douée d'un énorme embonpoint, à artères rétrécies, ce qui nous a autorisé dès le jour de son entrée à porter un pronostic fatal, bien que les symptômes généraux ne présentassent en apparence rien d'alarmant. La température était peu élevée, les rémissions presque nulles ; la malade avait une grande répugnance pour les bains, elle y prenait très-fréquemment des syncopes. Sous l'influence de l'eau froide, la température s'abaissait rapidement de 3 degrés (36°, 3/5), le pouls devenait imperceptible, si bien que mon interne, pourtant très-partisan de la méthode, fit suspendre les bains, de son propre mouvement ; nous ne les avons pas repris depuis. La malade, toujours dans le même état, demande son *exeat*, et, malgré tous nos efforts, quitte l'hôpital au trente-sixième jour de sa maladie. Elle a succombé quarante-huit heures après.

La *quatrième* malade était une jeune fille, d'une constitution délicate, très-amaigrie. Les températures atteignaient très-fréquemment 40° et 41°. Les bains ont été continués très-régulièrement, trop régulièrement peut-être, jusqu'au bout. Trois jours avant sa mort elle accusait un point douloureux, non sous le sein, mais dans l'hypocondre droit.

Nous trouvâmes à l'autopsie les ulcères caractéristiques en voie de réparation, une pleurésie purulente de date récente, et une énorme hypertrophie du foie, atteint d'une dégénérescence graisseuse complète, analogue à celle que l'on rencontre quelquefois chez les tuberculeux. Le foie était complètement blanc, la rate non augmentée de volume.

La *cinquième* était une jeune fille histérique, mais assez robuste. Elle a succombé au trentième jour, couverte d'eschares et de pétéchies. La lésion intestinale était constituée par une simple pigmentation de vingt ou vingt-cinq plaques de Peyer. La rate était à peine augmentée de volume, 2 centimètres dans son diamètre vertical, les glandes mésentériques très-engorgées.

La *sixième* était encore une jeune fille de vingt ans, d'une constitution très-robuste, mais un peu adipeuse et présentant des signes non équivoques d'emphysème pulmonaire. J'avoue l'avoir mise au bain avec une grande répugnance. Elle a succombé au vingtième jour, après avoir été baignée quarante-huit fois. Le traitement par l'eau froide ne m'a paru dans ce cas modifier en rien la congestion pulmonaire et l'œdème, qui ont probablement amené la mort.

La lésion intestinale était caractérisée par des plaques dures, des eschares sur le point de se détacher ; le cœur était manifestement graisseux, la rate non augmentée de volume. Quant aux poumons, le sommet était particulièrement le siége d'une hypérémie passive très-prononcée ; on sentait à la pression du doigt une très-grande résistance ; mais si l'on incisait, les alvéoles reprenaient immédiatement leur élasticité en se vidant de leur contenu qui n'était autre qu'une sérosité noirâtre très-fluide. La surface du poumon était couverte de bulles d'emphysème.

La *septième*, entrée au neuvième jour de la maladie, après quatre-vingt-trois bains, a succombé au quatre-vingtième jour, à une seconde récidive.

Nous avons trouvé à l'autopsie les ulcères intestinaux en voie de réparation. L'intestin grêle était en plusieurs points uniquement constitué par sa tunique séreuse.

Les lésions s'étendaient au-delà de la valvule iléo-cœcale dans le cœcum et le colon, qui étaient criblés d'ulcérations analogues à celles de l'intestin grêle. La rate avait son volume normal ; le foie était en dégénérescence graisseuse, ainsi que le cœur et les reins.

Le tableau suivant peut servir à résumer ces sept observations.

Noms :	Marg. V.	Jeanne R.	Marie B.	Jeanne G.	Anne F.	Henriette P.	X.
Traitement commencé le	10e j.	8e	9e	7e	9e	6e	0
Nombre des bains :	12	124	83	102	64	1	Bain de moutarde
Morte le :	28	32	80	26	19	15	0
Age :	45	15	30	14	26	23	37
Complicat.	Constit. adipeuse	Histérique	Deux rechutes	Pleurésie purulente	Emphysème préexistant	Rhumatisme articulaire	Algidité à l'arrivée T. R. 36°

PHYSIONOMIE GÉNÉRALE DE L'ÉPIDÉMIE. — SES CARACTÈRES.

Il m'est difficile de partager l'opinion de quelques-uns de mes confrères au sujet de la soi-disant bénignité de l'épidémie : le chiffre de 7 morts sur 36 malades justifie malheureusement cette manière de voir. Au point de vue de la physionomie générale de la maladie, on ne saurait lui assigner une forme unique ; la forme thoracique , si commune pendant l'épidémie de 1871, m'a paru cette année exceptionnelle.

Je n'ai presque jamais observé l'aphonie des typhiques, et, du reste, même à l'autopsie, les lésions de la muqueuse du larynx n'ont jamais été constatées dans mon service d'une façon bien évidente.

La maladie m'a paru se rapprocher plutôt de la forme gastro-intestinale. La plupart des malades présentaient une langue large, humide, quelquefois les plaques nacrées caractéristiques. Bien souvent le sensorium était conservé, l'intelligence intacte ; même dans les formes les plus graves l'aspect typhique faisait totalement défaut. Nous avions en un mot sous les yeux les caractères de la fièvre typhoïde dite muqueuse, ce qui ne nous a pas empêché de constater, à l'autopsie les lésions de la dothiénentérie confirmée.

ANGINE TONSILLAIRE.

L'épidémie m'a présenté une particularité, surtout chez les enfants ; plusieurs fois j'ai vu une angine tonsillaire marquer la période prodomique de la maladie. Chez une petite fille de huit ans, je n'ai pu affirmer la dothiénentérie qu'au huitième jour environ. M. Chavanne vous a, du reste, signalé un fait qui confirme cette observation : l'angine et la température élevée du début lui ont fait prendre une dothiénentérie pour une scarlatine, erreur qui n'a été reconnue qu'à l'autopsie.

Chez quelques malades, l'angine n'est survenue qu'à la période de réparation ; le pharynx et les amygdales étaient tapissés de pseudo-membranes affectant une forme très-particulière ; la muqueuse était le siége d'une éruption en quelque sorte pustuleuse, ressemblant à s'y méprendre à l'angine stibiée ; l'examen microscopique de ces pseudo-membranes m'a constamment révélé la présence de l'oïdium albicans ; elles étaient simplement constituées par du muguet, malgré leur apparence diphthéritique.

Le docteur Faivre m'a dernièrement montré un malade présentant cette éruption particulière, qui n'avait pas échappé à son attention.

La présence de l'exanthème m'a paru assez constante, beaucoup plus qu'en 1871, j'ai même cru observer un certain rapport entre la confluence de la roséole et la gravité de la maladie.

Chez un malade de la ville, appelé tout à fait au début, j'ai constaté un véritable érythème papuleux étendu à toute la région antérieure de l'abdomen, du thorax, remontant sur le cou, descendant sur les cuisses et simulant une manifestation syphilitique très-caractérisée.

L'observation de ce malade a présenté des traits trop intéressants pour que je les passe sous silence. Actuellement âgé de vingt-sept ans, il avait eu à sept ans une fièvre typhoïde qui l'avait laissé épileptique. Je le soumis dès le cinquième jour au bain froid, et, bien qu'accoutumé à l'usage de la douche et de l'hydrothérapie sous toutes les formes, il entrait dans le bain avec répugnance, frissonnait très-facilement et se trouvait très-péniblement impressionné par l'eau froide.

Dès le quatrième jour du traitement, malgré toutes les précautions prises, je constatai une pneumonie double, et fis immédiatement suspendre l'emploi de l'eau froide, peu encouragé par les résultats dont j'avais été témoin à l'hôpital de la Croix-Rousse en semblable occurence. (J'avais vu, en effet, quelques jours auparavant, succomber deux malades atteints de pneumonie secondaire, chez lesquels on avait, suivant le conseil de Brand, continué le traitement hydrothérapique sans tenir compte de la complication). M. Bondet, appelé en consultation auprès du malade, constata la pneumonie et, d'un commun accord, nous employâmes le quina et l'alcool à haute dose ; la pneumonie arriva, bien que lentement, à la résolution.

Au trentième jour, le malade était pris d'une hémorrhagie intestinale d'environ un litre. Au moyen de la glace, *intus et extra*, de potions opiacées au ratanhia, les accidents furent conjurés ; l'hémorrhagie se reproduisit, mais beaucoup moins abondante. Ce jeune homme est actuellement complètement guéri.

Avant de contracter cette dernière maladie, il était sujet à des crises d'épilepsie très-violentes, tous les quinze jours environ ; nous n'en avons pas observé une seule pendant tout le cours de sa fièvre. Vers la troisième période, les crises épileptiformes reparurent, imperceptibles, à peine caractérisées par de la fixité du regard et des divagations d'une demi-minute à une minute. A partir de ce moment, nous avons vu la névrose suivre la marche des forces du patient ; elle est entrée en quelque sorte en convalescence avec lui, et actuellement le malade tombe comme par le passé.

CONTRACTURE DES EXTRÉMITÉS

Il m'a été donné d'observer une complication de la fièvre typhoïde assez mal connue : je veux parler de la contracture des extrémités.

Je l'ai rencontrée trois fois sur des jeunes filles très-nerveuses ayant présenté, antérieurement à leur fièvre typhoïde, des manifestations de l'hystérie convulsive.

Les malades éprouvaient une légère douleur au niveau de l'articulation de l'épaule et du genou ; à cette douleur succédait une sensation d'engourdissement, et bientôt les doigts des mains et des pieds se fléchissaient si énergiquement qu'il était nécessaire d'employer une certaine force pour vaincre la résistance des muscles contracturés. Je n'attachai pas une très-grande valeur pronostique à ce genre de complication survenant chez des jeunes filles manifestement hystériques. Je dois pourtant ajouter que l'une d'elles a succombé. Les contractures de cette dernière se présentaient avec un certain caractère de permanence, les rémissions étaient en quelque sorte nulles.

Les contractures observées chez les deux autres malades ont été beaucoup plus passagères et franchement intermittentes. On serait tout d'abord tenté de leur assigner une origine rhumatismale chez des sujets soumis, comme nos typhiques, à des immersions réitérées dans l'eau froide : une pareille interprétation serait erronée, car la contracture des extrémités s'est présentée à mon observation tout à fait en dehors de ce mode de traitement.

Je l'ai notée trois fois pendant l'épidémie de 1871 : les trois malades ont succombé. Chez l'un d'eux, les contractions s'accompagnaient d'une névralgie très-intense. Je fis avec soin, mais à l'œil nu, il est vrai, l'autopsie de la moelle, qui ne me donna comme résultat qu'une congestion très-vive des méninges.

C'est, pour le moment, la cause que je serais tenté d'attribuer à ces contractures, à défaut d'une explication plus satisfaisante et en attendant des observations plus complètes que celles qui m'ont été possibles pendant la campagne de 1871.

J'ai soigneusement analysé les urines des malades et n'y ai trouvé que bien exceptionnellement de l'albumine en quantité notable.

L'hypertrophie de la rate m'a semblé très-rare dans cette épidémie; sur mes 6 autopsies, je n'ai trouvé qu'une fois le grand diamètre de l'organe augmenté de 3 centimètres.

Je signalerai, en passant, les douleurs intolérables des pieds observées chez quelques malades; on ne peut nier l'influence des bains sur cette complication déjà mentionnée par Brand. Chez plusieurs jeunes filles, la douleur était telle que j'ai dû interrompre le traitement hydrothérapique et faire des applications d'extraits de jusquiame et de belladone. Hâtons-nous d'ajouter que ces sortes d'accidents n'ont jamais eu de suites fâcheuses, pas plus que les œdèmes des mains et des pieds reconnaissant la même cause.

LE TRAITEMENT DE BRAND N'A AUCUNE INFLUENCE SUR LES COMPLICATIONS HABITUELLES DE LA FIÈVRE TYPHOÏDE

En terminant ces quelques réflexions sur l'épidémie, je dois vous avouer que, contrairement à ce que j'ai entendu affirmer plusieurs fois au sein de nos Sociétés, le traitement par les bains ne m'a pas paru modifier ou prévenir les complications de la fièvre typhoïde que j'ai observées dans leur ordre habituel de fréquence.

En joignant à mes 36 fièvres typhoïdes de l'hôpital de la Croix-Rousse 10 cas que j'ai traités en ville, j'arrive à un chiffre de 46. Sur ces 46 j'ai noté :

Thyroïdite non suppurée (hôpital) 1
Abcès volumineux de la paume de la main, du
    cuir chevelu, de la fesse (hôpital). 3
Eschares au sacrum (hôpital). 6
Muguet (hôpital) 2
Otite suppurée (1 en ville, 4 à l'hôpital) 5
Pleurésie purulente (hôpital). 1
Pneumonie double (en ville) guérie après avoir
    interrompu le traitement par l'eau froide . . . 1
Hémorrhagie intestinale (en ville) 2
Hémoptysies abondantes (1 en ville, 1 à l'hôpital). 2
Phlyctènes hématiques sous la plante des pieds
    (hôpital) . . . . , ... 1
Perforation 0

FRÉQUENCE DES CAS DE GRANULIE PENDANT LES ÉPIDÉMIES

DE FIÈVRE TYPHOÏDE

Permettez-moi de vous signaler encore un fait qui m'a frappé pendant cette dernière épidémie : je veux parler de la fréquence des cas de granulie pendant les épidémies de fièvre typhoïde. D'avril à juin, il a été pratiqué dans mon service 4 autopsies de granulies aiguës. Cette coïncidence ne m'avait pas échappé pendant l'année 1871. J'eus l'occasion d'autopsier en cinq mois 60 fièvres typhoïdes et 6 granulies.

Je serais donc porté à croire qu'il existe un certain degré de parenté entre ces deux affections, si difficiles à distinguer l'une de l'autre cliniquement et quelquefois même anatomiquement. Parfois, il est vrai, la différence est très-tranchée, les ulcérations portent sur les follicules isolés, leur grand diamètre est perpendiculaire à l'axe de l'intestin. Mais dans quelques cas, le diagnostic est très-embarrassant, alors qu'on a sous les yeux les lésions nécroscopiques ; le micrographe le plus habile ne saurait même lever tous les doutes (1).

Une seule de mes dothiénentéries a récidivé deux fois, au quarantième et au soixantième jour ; elle a succombé au quatre-vingtième. Cette récidive unique ne saurait être mise sur le compte des écarts de régime, car le fait se serait certainement reproduit plus souvent s'il avait reconnu cette cause.

---

(1) Voir : *Des Lésions intestinales de la Fièvre typhoïde*. Maurin, thèse de Paris 1870.

APPRÉCIATION GÉNÉRALE

DE LA MÉTHODE DE BRAND

STATISTIQUES

En face de la mortalité décourageante dont la campagne de 1870 nous a donné un exemple, il n'est point de médication si hardie qu'on ne soit tenté de mettre en usage, plutôt que de rester inactif. Il est actuellement hors de doute que le traitement hydrothérapique de la fièvre typhoïde, généralement adopté par les médecins prussiens, leur a fourni une statistique très-favorable, comparée au nombre de décès que nous avons eu à enregistrer.

Encouragés par ces résultats, nous avons tous ou à peu près tous, pendant l'épidémie, employé la méthode de Brand, qui, il faut l'avouer, a été acceptée dès le début avec l'empressement de la vogue au lieu d'être jugée avec le calme et la réserve que l'on doit apporter aux recherches de cette nature.

D'une façon générale, la méthode de Brand nous a rendu de grands services, mais les statistiques de nos hôpitaux sont encore loin de réaliser la promesse trop séduisante du médecin de Stettin.

La mortalité de la fièvre typhoïde dans nos hôpitaux étant à peu près de 20 0/0, le traitement par les bains froids ne paraît guère l'avoir abaissée au-dessous de 16 à 17 0/0. Si l'on en juge par les chiffres suivants :

La statistique de M. Mayet, chargé d'un service spécial de typhiques à l'Hôtel - Dieu pendant l'épidémie, nous donne . . . .   9 morts sur 55 malades.

Celle de M. Chavanne, dans les mêmes conditions   6   —   36   —

La mienne, salle Sainte-Elisabeth, hôpital de la Croix-Rousse   7   —   36   —(1).

Soit. . . 22 morts sur 127 mal. (2).

Sur le chiffre de 36 qui nous est fourni par M. Chavanne, je mets encore à l'actif de la méthode de Brand 6 malades qui n'ont pas été baignés et ont guéri.

On pourrait, je le sais, opposer à cette moyenne des séries (3) plus heureuses, mais ces faits isolés ne portant pas sur un chiffre assez considérable n'ont par eux-mêmes aucune valeur au point de vue de la statistique.

L'efficacité du traitement hydrothérapique est actuellement hors de contestation ; on est frappé du changement qui s'opère instantanément chez les typhiques qu'on plonge dans l'eau froide ; mais, il faut l'avouer, on s'aperçoit bientôt que cet heureux résultat est souvent temporaire et presque sans influence sur la marche de la maladie dont il n'abrége pas la durée le plus souvent. Il est facile de s'en convaincre par les chiffres

---

(1) C'est par erreur que j'ai écrit antérieurement le chiffre de 7 sur 37, au lieu de 6 sur 36 ; voir la première partie de ce mémoire page 20.

(2) M. le docteur Alix, médecin en chef à l'Hôpital Militaire de Lyon, a obtenu par l'expectation dans son service, le chiffre de 9 décès sur 92 ; soit 9, 8 0/0.

(3) On m'a très-amèrement reproché cette phrase, en lui donnant un sens qui n'est pas le sien : je faisais ici allusion à la statistique exceptionnellement heureuse de M. Français à la salle Ste-Blandine, 1 décès sur 51 malades ; mais à cette série isolée, on est malheureusement forcé d'ajouter celle de la salle St-Nizier, également confiée aux soins de mon excellent ami le docteur Français : 4 décès sur 9 malades.

de 85, 90, 120, 160 bains pris par le même malade, et ces chiffres ne sont malheureusement pas rares dans les observations de fièvres typhoïdes graves que nous avons soumises à la méthode de Brand. L'influence du bain froid n'est pas toujours aussi éphémère; *quelquefois* la seconde ou la troisième immersion est suivie d'une amélioration inattendue qui persiste, et d'un abaissement définitif quoique graduel de la température. Cet effet immédiat de la médication m'a surtout frappé chez une malade qui m'avait été envoyée au quinzième jour dans un état désespéré, par le docteur Morel, et chez une jeune fille d'une ville voisine où la famille m'avait appelé, *à la condition expresse d'employer la méthode de Brand.*

Ces deux malades ont guéri couvertes d'eschares, l'une après 87, l'autre après 80 bains. Les faits de ce genre sont malheureusement plus rares qu'on ne paraît le supposer.

CAS RÉFRACTAIRES. — INDICATIONS THÉRAPEUTIQUES

Il est par contre des fièvres typhoïdes absolument *réfractaires* à l'emploi de l'hydrothérapie. J'ai vu avec découragement succomber dans mon service, à la seule infection typhique, deux jeunes filles qui avaient pris un nombre considérable de bains froids. Bien que le traitement commencé du cinquième au sixième jour fût appliqué dans toute sa rigueur, la marche de la maladie ne paraissait nullement influencée par l'eau froide ; les rémissions étaient presque nulles ; le subdelirium, la sécheresse de la langue, l'état typhique en un mot a persisté jusqu'au dernier moment. Chez d'autres malades, des conditions pathologiques diverses, entre autres l'état adipeux dont Roser a signalé l'influence sur la fièvre typhoïde, justifiaient en quelque sorte une terminaison fatale ; mais ces jeunes filles, j'insiste sur ce fait, ont succombé à la seule infection typhique en dehors de toute complication.

J'ai donné quelques détails sur ces deux nécropsies dans la première partie de cette note.

La méthode de Brand est une ressource thérapeutique très-précieuse, qui trouve son indication dans la plupart des cas ; cependant, je crois qu'il serait téméraire de l'appliquer indifféremment à tous les typhiques, avec la rigueur d'une formule et à l'exclusion de toute autre médication.

Chez une malade de la salle Sainte-Clotilde j'étais alarmé de voir la température du soir atteindre 41° après le vingt-cinquième bain, lorsque la sœur du service, très-attentive, m'apprit un jour que cette jeune fille n'avait pas eu de selles depuis une semaine environ, malgré les lavements froids de camomille administrés deux fois par jour. Trois verrées d'eau de Püllna amenèrent une débâcle, et dès le lendemain, la malade entrait en quelque sorte en convalescence.

Quelque temps après je recevais dans mon service une dothiénentérie au début, dont la fièvre survenait par accès franchement intermittents, sans être toutefois régulièrement périodique. L'emploi de l'hydrothérapie produisit deux fois de suite un abaissement de température de 3° centigrades, avec état syncopal ; le thermomètre marquait 36° dans le rectum. Je fis suspendre le traitement, administrer deux jours de suite 0,60 de quinine dans une infusion de café, et à partir de ce moment, la maladie reprit son cours avec des allures plus régulières. Cette femme guérit sans avoir été soumise de nouveau à l'eau froide.

Je me borne à citer ces deux faits, mais ce ne sont pas les seuls où j'aie eu l'occasion de saisir une indication thérapeuthique.

La physionomie d'un état morbide quelconque pouvant être modifiée, dénaturée même par des traits étrangers empruntés au génie épidémique ou au malade lui-même, une source d'indications si variée défie naturellement la formule rigoureusement exclusive de Brand.

Bien souvent le malade doit, si j'ose m'exprimer ainsi,

passer avant la maladie au point de vue thérapeutique, c'est
un côté de la question qui me semble avoir échappé au médecin allemand.

DANGERS DE LA MÉTHODE, THERMOMÉTRIE, PRÉCAUTIONS A PRENDRE

L'immersion des typhiques dans l'eau froide n'est pas
exempte de dangers ; il n'est pas de médication en apparence
aussi simple et qui cependant exige à un si haut degré la
surveillance attentive du médecin.

Le premier écueil à signaler est la *pneumonie secondaire ;*
elle est le plus souvent le résultat d'un manque de précautions, et, à cet égard, on n'en saurait trop prendre. Nous
approuvons de tous points les recommandations en quelque
sorte puériles qui sont indiquées à ce propos dans le livre de
Brand.

Autant que possible le malade doit être baigné à côté de
son lit, ou tout au moins dans la chambre qu'il habite. Il faut
fermer toutes les issues aux courants d'air, éviter en un mot
pendant l'immersion toute cause de refroidissement.

Je suis tellement convaincu de ce danger, dont j'ai malheureusement l'expérience, qu'à l'hôpital de la Croix-Rousse où
les malades sont baignés dans un cabinet attenant à la salle,
mais non chauffé, je n'ose plus employer le bain froid pendant
l'hiver, et même au moment de l'arrière-saison.

Une fois dans la baignoire, les malades devront être sur-
veillés avec le plus grand soin, car il n'est pas rare d'observer
pendant le bain des syncopes pouvant amener une terminaison fatale. On voit également quelquefois survenir dans les
mêmes conditions que la syncope un abaissement subit de
la température qui peut entraîner rapidement la mort, surtout
chez les enfants. Il en est qui ont succombé pour avoir été

« trop refroidis » ; j'ai reçu à ce sujet devant témoin des confidences non équivoques. Eu égard à leur rapide déperdition de calorique, il sera donc prudent de réduire l'immersion chez les enfants en bas-âge à dix minutes au plus, si l'on emploie de l'eau à 18°. Du reste, en pareille circonstance, la température de 20°, et même 25° me paraît très-suffisante pour amener la réfrigération (1).

En présence des accidents que je viens de signaler on peut, à l'exemple de Schutzenberger, réchauffer les malades en les plongeant dans un bain chaud additionné de 300 grammes de farine de moutarde. Si l'on se décide à reprendre le traitement interrompu par le fait de ces complications, il faut le faire au surplus avec une grande réserve ; c'est alors le cas d'employer, pour éviter le choc de l'eau froide, les bains graduellement refroidis de Ziemssen.

Les thermomètres devront être vérifiés souvent et avec la plus grande attention, car, outre les différences qui existent entre chacun d'eux et dont il faut tenir compte, ils peuvent subir des avaries, fonctionner imparfaitement et fournir par conséquent de fausses indications. Ces recommandations en apparence puériles ont une très-grande importance, je sais pour ma part un malade à qui un thermomètre en mauvais état a certainement coûté la vie.

---

(1) Schutzenberger et ses élèves affirment avec raison qu'un bain de 25° abaisse le plus souvent de 1 à 2° la température des typhiques. Il y a deux ans, alors que j'employais le bain tiède à l'hôpital, nous avons même noté une température de collapsus, à la suite d'un bain au-dessous de 25°. Dans cette dernière épidémie tous les malades de Sainte-Clotilde ont été *rigoureusement soumis* à la méthode de Brand ; en ville, où j'ai prescrit le plus souvent des bains tièdes de 25 à 22°, mes dix malades ont guéri.. Je me borne simplement à constater le fait sans avoir la prétention d'opposer aux résultats fournis par la méthode de Brand cette série heureuse qui n'a par elle-même aucune valeur au point de vue de la statistique.

Les températures devront être prises autant que possible dans le rectum, l'élévation est de cette façon plus exacte et en même temps plus rapide.

RAPPORT ENTRE LES TEMPÉRATURES AXILLAIRES ET RECTALES.

La température axillaire peut également donner de bons résultats, mais exige plus d'attention ; à ce propos, j'ai entendu dire souvent et répété moi-même qu'il existe une différence constante de 7/10es de degré environ entre la température axillaire et la température rectale ; rien n'est moins exact que cette assertion. En étudiant la question d'une façon plus minutieuse j'ai observé que, dans la fièvre typhoïde au moins, cette différence de 7 à 8/10es de degré n'existe qu'à la température de 37°, 38° environ ; elle diminue insensiblement à mesure que la température s'élève, et finit par devenir 0° au-dessus de 41°.

CONTRE-INDICATIONS

D'une façon générale, le traitement hydrothérapique de la fièvre typhoïde s'adresse aux constitutions robustes, dans les cas où la température est très-élevée, mais, c'est surtout contre les accidents nerveux graves, que l'influence de l'eau froide m'a paru hors de doute, alors que toute autre médication eût probablement échoué.

Il existe des fièvres typhoïdes graves chez lesquelles, néanmoins, la température ne dépasse pas 39° à 39° 5/10°. Le docteur Vallin, professeur agrégé au Val-de-Grâce, en a cité des exemples dans les *Archives de médecine* de 1873, et j'ai eu l'occasion d'en observer moi-même un certain nombre. Dans ces conditions, le bain froid est non-seulement inutile, mais encore très-nuisible ; c'est alors qu'on peut constater ces abaissements subits de température amenant rapidement la mort.

La pneumonie survenant dans le cours d'une fièvre typhoïde me paraît une contre-indication formelle à l'emploi de l'eau froide. Il faut, ici, faire une distinction bien nette entre la pneumonie hypostatique, qui est plutôt améliorée par le bain froid, et la pneumonie fibrineuse franchement inflammatoire. Je puis citer quatre observations de malades atteints de cette affection qui ont succombé, et chez lesquels on avait continué le traitement suivant le précepte de Brand.

Tout le monde est à peu près unanime à rejeter le traitement par l'eau froide en présence de l'hémorragie ou de la perforation intestinale ; il est inutile d'insister sur ce point.

Loin de moi la pensée de mettre sur le compte du bain froid la complication thoracique observée dans le décours de la fièvre typhoïde, et en particulier la tuberculose, qui arrive lentement et prend en quelque sorte la place de la convalescence ; mais, en face d'une *constitution débile et paraissant quelque peu prédisposée à la tuberculisation*, j'hésiterai maintenant à employer le bain froid.

Dans le service dont je suis actuellement chargé, je n'ai jamais tenu compte de la *menstruation*, et l'hydrotérapie, administrée au moment même des époques, ne m'a jamais donné de fâcheux résultats.

L'emphysème pulmonaire me paraît une condition très-défavorable à l'emploi de la méthode de Brand. L'eau froide est difficilement supportée par les emphysémateux ; la bronchite, la congestion pulmonaire, sont plutôt augmentés dès les premiers bains, et, chez plusieurs malades, dont trois ont succombé, j'ai été obligé d'interrompre le traitement. Mon collègue et ami, M. le docteur Français, également chargé d'un service de typhiques, nous a récemment exprimé la même opinion à cet égard. Quant aux contre-indications fournies par les affections cardiaques, je laisse, en terminant, la parole à

Liebermeister, dont ces quelques lignes résument très-fidèle-
ment ma pensée :

« Comme contre-indication formelle de l'hydrothérapie (1),
« je citerai *l'affaiblissement marqué du muscle cardiaque*, qu'il
« soit le résultat d'une affection du cœur antérieure, d'une
« complication accidentelle ou simplement l'effet de l'action
« prolongée de la fièvre. Quand la circulation est altérée au
« point que la chaleur périphérique est faible, alors que la
« température centrale est considérable, on ne peut pas
« espérer agir sur cette dernière en soustrayant une nou-
« velle quantité de chaleur à la surface extérieure ; bien
« plus, il est à craindre que ce nouvel obstacle apporté à
« la circulation périphérique ne serve qu'à hâter la paralysie
« définitive du muscle cardiaque. »

CONCLUSIONS

Je pourrais mentionner ici les chiffres du rapport de
M. Mollière, accepté avec enthousiasme par les uns, et sévère-
ment jugé par les autres ; qu'il me suffise de constater cette
divergence d'appréciation pour pouvoir affirmer que la méthode
de Brand n'est pas acceptée sans réserves.

Depuis 1874 j'ai eu plusieurs fois l'occasion de l'expérimenter de nouveau, soit en ville, soit dans les hôpitaux, et
au mois de décembre dernier, deux ans après l'épidémie,
je m'exprimais en ces termes au sein de la Société des Sciences
médicales de Lyon :

« En 1874, j'ai employé dans mon service la méthode de
« Brand, et la méthode rigoureuse, implacable, sans épargner
« au malade ni les affusions, ni les verres d'eau froide, répu-
« gnant aux idées actuelles de M. Soulier, qui s'intitule un

---

(1) Liebermeister, *Handbuch der pathologie und thérapie des Fiebers.*
Leipsig, 1875, p. 631.

« disciple refroidi de la méthode de Brand. Quoi qu'il en soit,
« le premier, j'ai publié des statistiques défavorables. De
« pareilles confidences ne sont point agréables à faire, et
« j'espère que mes adversaires voudront bien considérer ces
« aveux comme une garantie de ma bonne foi... Ces résultats,
« ces détails, je vous les ai déjà donnés, mais à une époque où
« les statistiques défavorables n'avaient même pas les
« honneurs de l'attention. S'il m'est permis de vous répéter
« aujourd'hui mon jugement sur la méthode de Brand, je le
« résumerai dans ces quelques conclusions :

« 1° Notre expérience à tous nous a donné la preuve
« certaine d'une innocuité *relative* de l'eau froide ;

« 2° La méthode de Brand n'est pourtant pas exempte de
« tous dangers. (La pneumonie par exemple est un écueil
« contre lequel il faut se tenir en garde) ;

« 3° Les indications n'en sont pas encore connues d'une
« façon suffisamment précise, et on ne saurait l'appliquer
« indistinctement à tous les cas ;

« 4° La méthode s'adresse spécialement aux accidents
« nerveux graves et aux températures extrêmes ;

« 5° Contrairement à ce qui a été si souvent affirmé, la
« méthode ne prévient aucune des complications habituelles de
« la fièvre typhoïde ;

« 6° Il est des cas, où le sulfate de quinine et les purgatifs
« légers répondant à des indications spéciales, peuvent encore
« rendre de grands services ;

« 7° La méthode de Brand comparée au traitement par
« l'expectation m'a paru abaisser la mortalité de la fièvre
« typhoïde, et constitue, sans être un spécifique, un des
« moyens les plus rationnels et les plus efficaces employé dans
« le cours de certaines dothiénentéries ;

« 8° Les statistiques du traitement par les bains froids ne
« diffèrent pas essentiellement des résultats obtenus par les
« bains tièdes, et consignés dans les thèses de Barthé et de
« Samuel, élèves de Schützenberger. ».

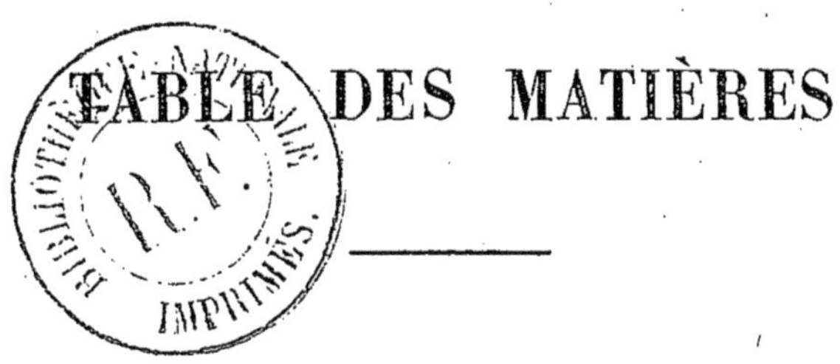TABLE DES MATIÈRES

Lyon.— Imp. du Salut Public.—Bellon, r. de Lyon, 33.